31472400009910

Spanish 616. ~~WITHDRAWN~~ 1 2010

D1554474

Andreas Moritz

Diabetes ¡nunca más!

Descubrir las verdaderas causas
de la enfermedad y curarse

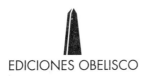

EDICIONES OBELISCO

Si este libro le ha interesado y desea que le mantengamos informado
de nuestras publicaciones, escríbanos indicándonos qué temas son de su interés
(Astrología, Autoayuda, Ciencias Ocultas, Artes Marciales, Naturismo,
Espiritualidad, Tradición...) y gustosamente le complaceremos.

Puede consultar nuestro catálogo en www.edicionesobelisco.com

Los editores no han comprobado ni la fecha ni el resultado de las recetas,
productos, fórmulas técnicas o similares contenidos en este libro. No asumen,
por tanto, responsabilidad alguna en cuanto a su utilización.

Colección Salud y Vida natural
DIABETES ¡NUNCA MÁS!
Andreas Moritz

1.ª edición: junio de 2009

Traducción: *Joana Delgado*
Maquetación: *Mariana Muñoz Oviedo*
Diseño de cubierta: *Mónica Gil Rosón*
Corrección: *Mª Ángeles Olivera*

Edita: Ediciones Obelisco S. L.
Pere IV, 78 (Edif. Pedro IV) 3.ª planta, 5.ª puerta.
08005 Barcelona - España
Tel. 93 309 85 25 - Fax 93 309 85 23
E-mail: info@edicionesobelisco.com

Paracas, 59, Buenos Aires
C1275AFA República Argentina
Tel. (541 - 14) 305 06 33
Fax: (541 - 14) 304 78 20

ISBN: 978-84-9777-544-1
Depósito Legal: 22.132-2009

Printed in Spain

Impreso en España en los talleres gráficos de Romanyà/Valls S.A.
Verdaguer, 1 - 08786 Capellades (Barcelona)

Razones legales

El autor de este libro, Andreas Moritz, no defiende el uso de ningún tratamiento médico determinado, pero cree que los datos, las cifras y las informaciones contenidas en este libro deberían estar a disposición de toda persona preocupada por mejorar su estado de salud. Si bien el autor ha tratado de transmitir una profunda comprensión de los temas planteados y verificar la exactitud e integridad de la información derivada de cualquier otra fuente ajena a su persona, tanto él como el editor declinan toda responsabilidad sobre los posibles errores, inexactitudes, omisiones o contradicciones que aquí se reflejen. Cualquier descrédito a personas u organizaciones es totalmente involuntario. Este libro no intenta sustituir el dictamen o el tratamiento de ningún médico especialista en el tratamiento de enfermedades. Cualquier uso de la información aquí vertida queda enteramente a criterio del lector. El autor y el editor no se responsabilizan de los posibles efectos adversos o secuelas de la aplicación de los procedimientos o tratamientos descritos en el libro. Los informes expuestos tienen un propósito educativo y teórico, y se basan primordialmente en las propias teorías y creencias de Andreas Moritz. Antes de seguir una dieta, tomar un complemento nutricional, herbal u homeopático, iniciar o abandonar cualquier terapia, es preciso consultar siempre a un profesional de la salud. El autor no pretende dar consejos médicos o sustituirlos y no garantiza explícita ni implícitamente ningún producto, recurso o terapia, sea cual fuere. A menos que se indique lo contrario, ninguna de las afirmaciones de este libro ha sido revisada o autorizada por la Administración de Drogas y Alimentos (FDA) o por la Comisión Federal de Comercio de Estados Unidos. El lector debe formarse su propia opinión o bien consultar a un especialista en medicina holística o a su médico de cabecera para determinar aplicaciones concretas para sus problemas particulares.

1

Entender la diabetes, una enfermedad polifacética

Muchas de las enfermedades crónicas de hoy en día eran consideradas, hasta hace no demasiado tiempo, síntomas de diabetes. Así, apoplejías –tanto isquémicas como hemorrágicas–, fallos cardíacos debidos a neuropatías, accidentes coronarios isquémicos y hemorrágicos, obesidad, arteriosclerosis, hipertensión arterial, niveles altos de colesterol y triglicéridos, todo ello se consideraba parte de un proceso normal de una alteración metabólica, como sucede en el caso de la diabetes. Además de esos síntomas, otras dolencias, como impotencia, retinopatía, insuficiencia renal y hepática, ovario poliquístico, niveles altos de azúcar en sangre, candidiasis sistémica, problemas de cicatrización, neuropatía periférica, etc., se han considerado posteriormente enfermedades aisladas que requieren unos tratamientos determinados y unos médicos especialistas que los dirijan. Si bien todo ello sirve en gran medida a los intereses de la clase médica y la industria farmacéutica, lo cierto es que causa sufrimientos inenarrables y cuesta muchas vidas.

La población estadounidense, por poner un ejemplo, se ve afectada de diabetes en más de un 8 %, y gran parte de ella cree que es hereditaria y que quien la sufre es por un defecto o una predisposición orgánica. Es cierto que las cuestiones genéticas desempeñan cierto papel en la manifestación de la diabetes, pero en la mayoría de los casos no es así, y no se explica en absoluto por qué las células pancreáticas deciden un buen día autodestruirse (diabetes tipo 1) o por qué las células comunes de personas que superan los 50 años de edad deciden repentinamente rechazar el azúcar cargado de insulina (diabetes tipo 2).

Existen muchos pacientes, así como los médicos que les tratan, que son de la opinión que las enfermedades aparecen cuando el organismo yerra y no lleva a cabo su tarea como es debido. Se trata de una idea que desafía toda lógica y que desde el punto de vista científico es errónea. Cada efecto ha de tener en este mundo una causa subyacente. El hecho de que los médicos no sepan por qué las células pancreáticas dejan de producir insulina no significa que la diabetes sea una enfermedad autoinmune, una afección mediante la, que supuestamente el cuerpo intenta atacarse y destruirse a sí mismo. La aparición de una enfermedad no implica que el organismo esté haciendo algo mal ni que trate de autoeliminarse; y ciertamente éste no encuentra ningún placer haciendo que el individuo sufra y se sienta abatido.

Debemos entender las circunstancias que causan que el organismo anule la capacidad de producir insulina, en el caso de la diabetes tipo 1, o bien la potencie, en el caso de la diabetes tipo 2, y no dudar de su inteligencia y sabiduría. El cuerpo se esfuerza al máximo, mediante unos recursos increíblemente sofisticados para generar mecanismos de supervivencia, en protegernos de más daños que los ya producidos a consecuencia de una alimentación inadecuada, de los sufrimientos emocionales y de un estilo de vida sumamente perjudicial. Visto de este modo, la enfermedad se convierte en parte integrante del incesante esfuerzo que hace el organismo por *impedir* que el individuo cometa un suicidio involuntario. Podemos a ciencia cierta afirmar que siempre tenemos al cuerpo de nuestra parte, nunca en contra, incluso cuando *parece* atacarnos (como en el caso de las afecciones autoinmunes, como la diabetes de tipo 1, el lupus, el cáncer y la artritis reumatoide).

Así como existe un mecanismo que conduce a la diabetes, existe también otro que revierte ese proceso. Decir que la diabetes, ya sea de tipo 1 o de tipo 2, es una enfermedad irreversible, refleja un profundo desconocimiento de la verdadera naturaleza del cuerpo humano. El cuerpo, una vez cumplidas las condiciones necesarias para restablecer el equilibrio fisiológico u homeostasis, podrá utilizar plenamente su capacidad intrínseca de reparación y sanación.

Curarnos una herida o conseguir que un hueso roto se una es algo que todos sabemos hacer en nuestro propio cuerpo. Hay quien puede «perder» esa capacidad si su sistema inmune está dañado, si los fármacos que le prescriben interfieren en el proceso de coagulación o si el cuerpo llega a estar tremendamente saturado de sustancias tóxicas. En el caso de la diabetes de tipo 1, las células pancreáticas no dejan de producir insulina porque están cansadas de hacer ese trabajo; y en el caso de la diabetes tipo 2, los 60 billones de células no lo hacen porque han desarrollado una aversión hacia ella. A las células, en ambas situaciones, se les ha impedido hacer su trabajo por varias razones, todas las cuales están fundamentalmente bajo nuestro control. Si dejamos de destruir las células, directa o indirectamente, atendiendo a lo que comemos y cómo vivimos, ellas mismas pueden reprogramarse con facilidad, salir a flote de nuevo o ser reemplazadas por otras.

Curar el páncreas no es muy diferente a soldar un hueso roto. Para conseguir esa curación, sin embargo, debemos realizar ciertos cambios que la faciliten, no que la contrarresten. Tratar la diabetes circunscribiéndose a sus síntomas es difícil, y, de hecho, impide su curación. No es difícil, por otro lado, determinar cuáles son las causas por las que las células pancreáticas secretoras de insulina dejan de funcionar correctamente en la diabetes de tipo 1, y proceder después a subsanar esas causas. Esas células especializadas para funcionar correctamente necesitan una alimentación adecuada. La insulina es una hormona sumamente importante que todos nosotros necesitamos para transportar a las células del cuerpo nutrientes esenciales (proteínas, azúcar, grasas), especialmente glucosa. Si no, el cuerpo no tiene la suficiente insulina para aportar esos nutrientes a las células y el azúcar, en particular, queda retenido en la sangre, con lo que alcanza niveles tan altos que pueden llegar a ser peligrosos.

Parece razonable, en el caso de la diabetes insulinodependiente (que puede abarcar ambos tipos), inyectar insulina en la sangre a fin de eliminar el exceso de azúcar, grasas y moléculas proteínicas del flujo sanguíneo. Pero, de no darse una investigación previa para deducir qué ha llevado al organismo a esta difícil situación, y subsanar después la causa, la mera administración de inyecciones de insulina al paciente a fin de que descienda el nivel de azúcar en sangre no sólo no resuelve el problema, sino que, como veremos a continuación, lo empeora. Esa solución-parche impide en realidad una curación real y, al mismo tiempo, incrementa el riesgo de desarrollar otras muchas dolencias.

Un diabético de cualquier tipo, ahora se sabe a ciencia cierta, tiene un mayor riesgo de sufrir ataques de corazón, cáncer, derrames cerebrales, ceguera, Alzheimer, etc. La cuestión que surge es si esos riesgos se deben a la diabetes en sí o a sus diferentes tratamientos. El hecho de que la diabetes haya llegado a ser una dolencia tan grave se debe, a mi juicio, a que sus tratamientos se centran más en los síntomas que en las causas. Si un diabético de tipo 2 que no es insulinodependiente recibe una inyección de insulina, puede causarle un grave problema o incluso la muerte. Y, por muy extraño que parezca, una persona sana que reciba inyecciones de insulina desarrollará la diabetes, nada extraño teniendo en cuenta el gran porcentaje de análisis de sangre falsamente positivos que se dan hoy día. La intervención médica queda tristemente reflejada en la sentencia «Cuando se es diabético, se es para siempre»; sin embargo, no tiene por qué ser necesariamente así.

2

Alimentos que causan la diabetes

1. Hidratos de carbono refinados: una causa de la resistencia a la insulina

Entre las indicaciones más comunes que se da a los diabéticos de tipo 2 está la de que reduzcan o incluso supriman la ingesta de hidratos de carbono. La advertencia que se les hace es que los azúcares que contienen los hidratos pueden incrementar el azúcar en sangre a niveles anómalos y poner en peligro sus vidas. Si, tal como veremos en este apartado, hay una verdad de fondo en esta afirmación, también es cierto que resulta bastante engañosa. Intentemos primero comprender la parte de verdad que encierra esa afirmación.

Los hidratos de carbono refinados y manufacturados pueden dañar seriamente la salud de cualquier persona, no sólo la de los diabéticos, eso es totalmente cierto. En el proceso digestivo normal de los alimentos vegetales, el cuerpo transforma los hidratos de carbono complejos en azúcares complejos (glucógenos), los cuales se acumulan en el hígado y en la musculatura. Cuando el cuerpo lo requiere, convierte el glucógeno en glucosa para generar así energía celular. Pero, por otra parte, si se toman alimentos refinados a base de hidratos de carbono (patatas fritas, cereales de desayuno procesados, pasteles, dulces, helados, pasta, pan blanco, refrescos, etc.), este proceso no se da y los azúcares o féculas (la fécula es un azúcar) entran directamente en el flujo sanguíneo en pocos minutos. Cuantos más hidratos de carbono simples de este tipo se consumen, tanto más asciende el nivel de azúcar en sangre. El páncreas, a fin de mantener a raya el aumento constante de azúcar en sangre, tiene que suministrar cantidades suplementarias de insulina. La insulina recoge el azúcar del flujo sanguíneo y lo lleva a las células. En la superficie de las células hay receptores de insulina que actúan como compuertas diminutas que se abren y cierran a fin de regular la afluencia de azúcar de la sangre.

La diferencia entre la glucosa de alto valor que el cuerpo aporta a las células y el azúcar inservible que invade el flujo sanguíneo inmediatamente después de beber un refresco de cola o tomar un cucurucho de helado es muy importante. El azúcar ácido, blanqueado, procesado y desprovisto de energía (calorías vacías) no les gusta en absoluto a las células, pues no les sirve de ninguna utilidad, y, para autoprotegerse de ese veneno celular, levantan una barrera que hace caso omiso a la insulina cuando ésta llama a sus puertas, aunque sea para entregar una glucosa adecuada, utilizable y de buena calidad. De resultas, al azúcar no le queda más remedio que quedarse en la sangre, y esa acumulación de azúcar cada vez mayor hace que el páncreas segregue aún más insulina, que se cierren las compuertas de más y más células y que el nivel de azúcar en sangre ascienda más y más. A esto se denomina «resistencia a la insulina». Cuando la producción de insulina ya no puede lidiar con el aumento del azúcar en sangre, sobreviene la diabetes de tipo 2, un caso grave de resistencia a la insulina que conlleva muchas complicaciones en el organismo, entre otras las siguientes:

- Cardiopatías
- Arteriosclerosis
- Lesiones de las paredes arteriales
- Aumento del nivel de colesterol
- Deficiencias de vitaminas y minerales
- Enfermedades renales
- Fallo del mecanismo de combustión de grasa
- Acumulación y depósitos de grasas
- Aumento de peso

2. Proteínas animales: más dañinas que el azúcar

Los alimentos exentos de elementos nutritivos producen, sin lugar a dudas, malnutrición, trastornos alimenticios y obesidad. Ni siquiera las personas sanas, a fin de evitar unas subidas repentinas y nocivas de azúcar, deberían tomar azúcar refinado o alimentos repletos de fécula. Sentir de modo regular unos deseos irrefrenables de comer dulces o alimentos con fécula prueba que existe una grave disfunción del metabolismo celular. Pero, en realidad, en comparación con los efectos que ocasiona la ingestión de proteínas animales, el azúcar no debe ser un motivo de preocupación tan grande. Casi nunca se advierte a los pacientes diabéticos que la cantidad de insulina que su cuerpo necesita para asimilar, por ejemplo, un filete de carne de tamaño normal es la misma que la que requieren para asimilar 225 gramos de azúcar blanco o refinado. La razón por la que ningún médico advierte de esto es porque comerse un filete de carne no hace aumentar de modo sustancial el nivel de azúcar en sangre, de modo que la carne es, aparentemente, un alimento saludable para los diabéticos. Y, de este modo, la «enfermedad» puede ir progresando y agravándose callada e inapreciablemente.

En la diabetes de tipo 2, la resistencia a la insulina, el páncreas puede producir insulina, pero las células son insensibles a ella. La insulina es la «llave» que abre la «puerta» a través de la cual la glucosa y otros nutrientes penetran en las células. Cuando hay muy pocas «puertas» abiertas, o cuando los «cerrojos» de las puertas están «oxidados» y son difíciles de abrir a pesar de la presencia de esta hormona, surge la resistencia a la insulina. Las células pueden resultar finalmente dañadas y volverse cancerosas si la insulina llega a entrar en contacto con ellas con demasiada frecuencia y en cantidades excesivas. Las comidas proteínicas regulares hacen que las células incrementen su resistencia a la insulina, y sin que en un principio se detecte un aumento de los niveles de azúcar, finalmente dan lugar a una diabetes de tipo 2. Los tentempiés frecuentes que contienen azúcar y grasas refinadas desempeñan también un papel importante, pero, como ya se ha explicado, su alcance es mucho menor.[1] Sin embargo, las grasas refinadas juegan un papel primordial en la diabetes de tipo 1, como veremos en la sección 3.

Las células pancreáticas, incluso en un cuerpo sano, son incapaces de producir la gran cantidad de insulina requerida para ocuparse de las proteínas animales que se consumen de modo regular. Parte

---

1. Aparte de las causas aquí mencionadas, existen otras que predisponen al organismo a desarrollar una diabetes resistente a la insulina o bien a desenmascarar una diabetes ligera, subclínica o bien pasajera que ya existía. Entre esas causas se encuentran el embarazo, la sobreproducción o la sobreadministración de asteroides como la cortisona o la prednisona, la sobreproducción de hormonas de crecimiento (acromegalia), infecciones y el estrés grave o prolongado.

de las proteínas no utilizadas las descompone el hígado, si bien esa capacidad está muy mermada en los diabéticos. El resto de las proteínas circulan por la sangre hasta que llegan a los tejidos intercelulares, pero, del mismo modo que las membranas celulares de los diabéticos impiden que la insulina penetre en las células, también rechazan el azúcar, las proteínas y los ácidos grasos. Puesto que parte del exceso de azúcar se convierte en grasa y ésta se acumula en los tejidos, las proteínas tienen que eliminarse del tejido intercelular o conectivo por diferentes medios. El proceso consiste en la conversión del exceso de proteínas en fibra colágena, que a su vez empieza a acumularse en las membranas basales de las paredes de los vasos capilares de la sangre. Esta desaparición de la proteína hace suponer que ésta no representa ningún problema para el diabético.

En cambio, el azúcar, por otro lado, no cuenta con esa vía de escape aparentemente imposible de seguir. Cuando el fluido intercelular se satura con el azúcar no utilizado, el nivel de azúcar aumenta de modo natural en el flujo sanguíneo; y con el consumo continuo de proteínas, las membranas basales acumulan tanta fibra proteínica que los azúcares simples no pueden pasar a través de ellas. Ello ocurriría aún en el caso de que las células dejaran de ser resistentes a la insulina y permitieran pasar de nuevo el azúcar a través de sus membranas. Tomar, por tanto, un exceso de alimentos proteínicos origina una diabetes de tipo 2, es decir, una permanencia constante de azúcar en sangre, una dolencia crónica. Sin embargo, a causa de otros alimentos dañinos, la progresión de esa enfermedad no se detiene ahí.

3. Grasas y aceites refinados: ¿unos venenos deliciosos?

Los médicos, en la década de 1930, consideraban que muchas de nuestras enfermedades degenerativas se debían a un fallo del sistema endocrino, fallo al que denominaron *diabetes insulinorresistente*. El grave trastorno del sistema de control del azúcar en sangre se consideraba una alteración básica subyacente que podía manifestarse en casi todo tipo de enfermedad. Existen otras razones que provocan un desequilibrio igualmente profundo, y las grasas y los aceites mal procesados están entre los principales culpables. Si bien esos productos pueden tener un sabor delicioso, en el cuerpo actúan como un veneno. Entre sus efectos destructivos están unas deficiencias nutricionales graves que impiden que el cuerpo mantenga un metabolismo celular normal.

Últimamente se ha hablado mucho en torno a las grasas buenas y las grasas malas. Aunque muchas empresas del sector alimentario afirman no utilizar grasas malas, existen en el mercado miles de alimentos comunes que las contienen. Los fabricantes de grasas y aceites todavía pretenden hacernos creer que las grasas saturadas son las malas y las insaturadas, las buenas. Se trata de una información falsa: existen muchas grasas saturadas muy beneficiosas y otras tantas grasas insaturadas que no lo son. A la hora de juzgar el valor de las grasas, la única distinción que cabe hacer es si se hallan en su estado natural o si han sido procesadas. No debemos confiar en los anuncios comerciales de industrias alimentarias que proclaman las extraordinarias virtudes de sus sabrosas cremas y grasas bajas en colesterol para cocinar. Esas sagaces campañas publicitarias no pretenden favorecer nuestra salud; solamente intentan crear un mercado para los baratos aceites «basura» como el de soja, de semillas de algodón y de colza.

Los productos alimenticios industriales, hasta principios de la década de 1930, eran muy impopulares, siendo rechazados por la mayoría de la población pues se sospechaba que no eran de buena calidad o lo suficientemente frescos para ser saludables. Los agricultores locales rechazaban en un principio el uso de maquinaria industrial automatizada para producir alimentos con unos inmensos beneficios potenciales. Finalmente, esa resistencia desapareció y dio paso a un interés creciente por los «nuevos» alimentos como nunca antes había sucedido. Cuando la margarina y otros productos refinados e hidrogenados se introdujeron en el mercado alimentario de Estados Unidos, por ejemplo, la industria láctea se opuso vehementemente, pero las mujeres la encontraron más práctica que la manteca que usaban hasta entonces. Durante la Segunda Guerra Mundial escaseaban los productos lácteos, por ello la margarina llegó a ser un alimento de uso cotidiano entre la población civil, mientras que los aceites de coco, lino y pescado, de uso común, desaparecieron de las estanterías de las tiendas de alimentación de Estados Unidos.

Una campaña de la industria alimentaria emergente contra los aceites naturales y las grasas verdaderamente beneficiosas, como el muy popular aceite de coco, llegó impulsada por una desinformación masiva de los medios de comunicación, quienes culparon a las grasas saturadas de la ola de infartos de miocardio que afectó repentinamente a gran parte de la población norteamericana. Durante más de treinta años, en las tiendas de alimentación no se encontró aceite de coco, y sólo recientemente ha vuelto a aparecer en las tiendas de alimentos naturales. El aceite de coco y otros aceites saludables fueron prácticamente sustituidos por los aceites basura, entre otros el aceite de soja, el de semillas de algodón y el de colza. Los potentes efectos de control del peso que tiene el aceite de coco ayudaron a evitar en su época una epidemia de obesidad entre la población general. Tras ser eliminado de la dieta norteamericana, la obesidad empezó a ser la principal causa de enfermedad en Norteamérica y en el resto del mundo.

La persona que sufra cualquier tipo de diabetes y desee restablecer permanentemente los mecanismos naturales de regulación del azúcar en el organismo debe evitar durante cierto tiempo y de modo estricto las grasas y aceites artificiales que se encuentran en los alimentos procesados, en la comida de los restaurantes, en la comida rápida y todo lo que se vende como alimentos «sanos» en los supermercados. Entre los aceites más dañinos se encuentra el aceite de canola, genéticamente modificado a partir de la colza. Las semillas de esta planta no son aptas para el consumo humano. Su aceite, rebautizado como aceite de canola y producido en Canadá (de ahí el nombre de canola), encontró de inmediato un enorme mercado en Estados Unidos durante el auge de la colesterolmanía (que aún continúa). Se trata de un aceite barato y, por consiguiente, de uso muy extendido en los restaurantes y por personas con bajo poder adquisitivo. Su gran popularidad se debe a su bajo contenido en colesterol (algo que puede actuar en contra del organismo).[2] Uno de los principales problemas que tiene es que no debería calentarse, aunque calentarlo es una práctica normal en su proceso de producción, así como en su utilización en restaurantes y hogares. Según una nota de prensa publicada en el *Omega Nutrition* del

---

2. Tomar alimentos bajos en colesterol puede elevar enormemente la producción de colesterol en el hígado. Para más detalles, *véase* la obra *Los secretos eternos de la salud y el rejuvenecimiento*.

26 de enero de 1988, «el calor altera el ácido graso esencial omega-3 de la canola, transformándolo en una grasa trans innatural que aumenta los niveles de colesterol y disminuye el colesterol HDL (el bueno)».

Unos investigadores japoneses descubrieron que la esperanza de vida de las ratas alimentadas con aceite de canola era un 40 % menor. Las ratas de laboratorio «desarrollaron una degeneración grasa de corazón, riñones, glándulas adrenales y tiroides». Científicos canadienses al servicio del estado federal han dedicado varios años y mucho dinero a paliar los temores que relacionaban el consumo de canola con la hipertensión y los derrames cerebrales. El Ministerio de Salud canadiense insiste en que si bien sus datos se corresponden con los de los japoneses, la canola no supone ningún riesgo para el ser humano. Sin embargo, el consumo de aceite de canola se ha relacionado con el desarrollo de lesiones fibróticas en el corazón, cáncer de pulmón, cáncer de próstata, anemia y estreñimiento. Se ha sabido que los ácidos grasos de cadena larga encontrados en la canola destruyen la *esfingomielina* que rodea las neuronas en el cerebro. Entre otras dolencias y enfermedades asociadas al consumo de aceite de canola se encuentran la pérdida de visión y diversos trastornos neurológicos.

¿Es lógico que el gobierno norteamericano adopte esa actitud apaciguadora cuando el aceite de canola está disponible desde hace pocos años y sus efectos a largo plazo no pueden desarrollarse antes de tres a cinco años? ¿No es también de extrañar que la FDA de Estados Unidos ahorrara a los fabricantes de canola el largo y costoso trámite de su aprobación, incluida la investigación médica en seres humanos? Dado el vínculo alarmante entre el comportamiento de las ratas y su ingesta de aceite de canola, ¿no podría ocurrir que cierto porcentaje de los infartos de miocardio y derrames cerebrales que se dan hoy día se debiera realmente al consumo regular de aceite de canola? Puesto que el aceite de canola está presente en la mayoría de alimentos procesados, precocinados, congelados y en la comida de los restaurantes, ¿nos extraña aún que la gente caiga enferma en todas partes y a un ritmo totalmente sorprendente y sin precedentes? En consecuencia, ¿cómo actúan realmente las grasas y los aceites refinados en el organismo humano? Por un lado, pueden causar graves problemas gastrointestinales. El número de individuos en los países desarrollados que sufren reflujos ácidos, síndrome de colon irritable, enfermedad de Crohn, estreñimiento, cáncer de colon, etc. supera el número de individuos con todas las otras enfermedades juntas. Entre niños y jóvenes de edades comprendidas entre los 3 y los 30 años, los alimentos fritos y la comida rápida son hoy día los más populares. Y también son más las personas que desarrollan diabetes. El aceite de canola ocasiona, además, enfisemas, problemas respiratorios, anemias, irritabilidad, cáncer cerebral y ceguera.

La producción del aceite de canola y de margarina requiere elevadas temperaturas y ello altera muchos de los ácidos grasos esenciales, los cuales son mucho más susceptibles de verse afectados por el calor que las grasas saturadas. Como ya hemos comentado anteriormente, se sabe que el calor transforma muchos de los dobles enlaces insaturados en ácidos grasos trans. Aunque los ácidos grasos esenciales de alta calidad, como los contenidos en algunos de estos productos procesados, son necesarios para el organismo, si se vuelven rancios o se alteran se tornan dañinos. De hecho, muchos desencadenan potentes respuestas inmunológicas que pueden producir enfermedades autoinmunes, como la diabetes de tipo 1.

A fin de que las células estén sanas y funcionen bien, su membrana celular plasmática, de la que ahora se sabe que desempeña un papel activo en relación con la glucossa, necesita contener un complemento de ácidos grasos insaturados *cis* de tipo w = 3. Ello hace que las membranas celulares sean escurridizas y fluidas, permitiendo así que las moléculas de glucosa las traspasen y penetren en el interior de la célula para generar energía, manteniendo así equilibrado el nivel de azúcar en sangre. Si se ingieren grasas y aceites previamente calentados (en contraste con los aceites prensados en frío y grasas sin tratar), las membranas celulares empiezan a perder sus ácidos grasos saludables y los reemplazan por ácidos grasos trans y ácidos grasos saturados de cadena corta y mediana, todos ellos nocivos. A resultas de ello, las membranas celulares se vuelven más gruesas, rígidas y pegajosas e inhiben el mecanismo de transporte de la glucosa, con el consiguiente aumento del nivel de azúcar en sangre.

Las graves consecuencias de la obstrucción de las membranas celulares las sufre el resto del organismo. A fin de enfrentarse al alto nivel de azúcar en sangre, el páncreas empieza a bombear dosis suplementarias de insulina, y ello provoca la inflamación de todo el cuerpo. El hígado intenta convertir en grasa una parte del exceso de azúcar para acumularlo en las células adiposas, lo cual puede hacer que el cuerpo engorde. Para deshacerse del resto de azúcar en sangre, el sistema urinario trabaja a toda máquina. Finalmente, el organismo llega a una situación de fatiga crónica debido a la falta de energía celular. Las glándulas adrenales responden bombeando en la sangre una cantidad suplementaria de hormonas del estrés, que se manifiesta en cambios de humor, ansiedad y depresión. Las glándulas endocrinas funcionan mal. El páncreas, agobiado por la constante demanda de insulina extra, no puede producir más de lo que produce. El peso corporal aumenta cada día. El corazón y los pulmones se congestionan y no pueden aportar el oxígeno vital para todas las células del cuerpo, incluidas las del cerebro; todos los órganos y sistemas corporales se ven afectados por ese simple error dietético. Esto y mucho más es lo que sabemos sobre la diabetes, una enfermedad adquirida que puede evitarse fácilmente, e incluso revertirse, siguiendo una dieta natural basada en los alimentos frescos que la naturaleza tan generosamente nos ofrece. La creencia de que podemos crear alimentos más buenos que los naturales es una gran falacia que se ha convertido en un arma de destrucción masiva.

3

El desarrollo del síndrome de la diabetes

Una vez que el azúcar queda retenido en la sangre y su nivel empieza a subir, la ingesta de azúcar en esa situación puede poner en peligro la vida. Pero no contar con la glucosa suficiente para las células y los órganos corporales puede ser también fatal. Si las células del corazón no tienen glucosa, se produce un fallo cardiaco. Si las células de los riñones no tienen glucosa, puede producirse un fallo renal. Si los ojos no tienen glucosa, falla la vista. Si el cerebro no tiene suficiente glucosa, puede sobrevenir la enfermedad de Alzheimer. Cuando falta la glucosa, las células del hígado, del páncreas, del estómago, de los músculos y de los huesos pueden correr el mismo destino. En esa situación, al no recibir glucosa suficiente, el cuerpo empieza a sentir hambre, sobre todo de dulces, azúcares, féculas, bebidas dulces etc., y eso le lleva a comer más y a agravar la congestión, situación que puede provocar fallos cardiacos y cáncer (*véanse* capítulos anteriores).

La diabetes de tipo 2 afecta a la salud de más de 60 billones de células del cuerpo, con lo cual los diabéticos tienen cierta predisposición a desarrollar prácticamente cualquier tipo de dolencia. La ciencia médica ha estado negando esto durante muchos años, pero recientemente diversas e importantes investigaciones médicas lo han corroborado. La mayoría de las enfermedades crónicas que asolan hoy día el mundo moderno, entre otras infartos cardíacos, tumores cancerígenos, artritis, esclerosis múltiple, Alzheimer, Parkinson, etc., quizá no sean en absoluto enfermedades distintas. Se sabe que el Alzheimer es un tercer tipo de diabetes, la «diabetes de tipo 3». Aunque la o las causas sean las mismas, cada tipo se manifiesta en distintas partes del cuerpo y tiene una sintomatología patológica específica. Llegará un día en el que los médicos reconozcan que la diabetes, el cáncer, la cardiopatía y la demencia, por ejemplo, tienen idénticas causas subyacentes y, por consiguiente, requieren el mismo tratamiento.

En las fases iniciales de la diabetes de tipo 2, el páncreas intenta responder a la creciente congestión de las paredes de los vasos sanguíneos (debida al exceso de proteínas) y, quizás, a un consumo excesivo de azúcar o fécula secretando grandes cantidades suplementarias de insulina. Debido a la constante sobreproducción de insulina, las células se vuelven todavía más resistentes a ella. Al rechazar la insulina (junto a nutrientes vitales), las células intentan protegerse a sí mismas de los efectos del deterioro celular que provoca un exceso insulínico; de lo contrario, tendrían que afrontar una mutación celular. (Demasiada insulina en el cuerpo puede provocar cáncer.) Sin embargo, finalmente, por medio de complicados mecanismos de reacción hormonal y señales enzimáticas, el páncreas detecta tanto el incremento de los niveles de azúcar en sangre como la escasez de azúcar en las células, proteínas y ácidos grasos. Es entonces cuando el páncreas empieza a desactivar, destruir o «congelar» un gran número de sus células productoras de insulina (islotes pancreáticos). Esto sienta las bases para que una diabetes no insulinodependiente se transforme en diabetes insulinodependiente.

Existen otras causas diversas que hacen que el páncreas reduzca la secreción de insulina. Cuando las membranas basales de los vasos sanguíneos capilares que abastecen al páncreas con nutrientes se congestionan a causa de la fibra proteínica, cesa la producción de insulina y otras funciones importantes, como la generación de enzimas digestivas. Lo mismo ocurre cuando los cálculos que congestionan los conductos biliares del hígado y de la vesícula reducen drásticamente la secreción biliar. En un número de individuos cada vez mayor, el sedimento biliar formado por pequeños cálculos de colesterol entra en el conducto hepático común y queda atrapado en la *ampolla de Vater* (lugar donde confluyen el conducto hepático común y el pancreático). La bilis activa las enzimas pancreáticas antes de que entren en el intestino delgado para ayudar a digerir los alimentos. Si disminuye el flujo biliar debido a la obstrucción, no todas las enzimas procedentes del páncreas se activan. Las enzimas no utilizadas que permanecen en el páncreas pueden dañar o destruir las células pancreáticas, dando lugar a una pancreatitis, que es una causa común de diabetes y cáncer pancreático. En cualquier caso, la incapacidad del páncreas para producir suficiente insulina puede actuar de salvavidas, al menos temporalmente. El cuerpo sacrifica a menudo parte del organismo para salvar otra más importante.

Es cierto, sin embargo, que este acto de autoprevención contra el cáncer significa también que no hay suficiente insulina disponible para extraer azúcar del flujo sanguíneo. Cuando los diabéticos de tipo 2 se vuelven insulinodeficientes, los médicos suelen recetarles insulina, además de la medicación contra el azúcar en sangre, pero en cambio les permiten seguir tomando alimentos proteínicos. Por consiguiente, un diabético que antes no era insulinodependiente, ahora necesita inyecciones de insulina, lo cual pone todavía más en peligro su salud. Esto es completamente innecesario. He tenido pacientes insulinodependientes de este tipo que tras seguir una dieta vegana (vegetarianismo estricto), y en sólo seis semanas, se han librado de los principales signos y síntomas de la diabetes, por primera vez en 20 o 30 años.

La enfermedad crónica es sólo crónica en la medida en que la causa de su origen permanezca intacta. Las inyecciones de insulina son las que realmente impiden a los pacientes recuperarse, ya que sigue incrementando la resistencia celular a la insulina y fuerza al páncreas a destruir un número cada vez mayor de células productoras de esta sustancia. Hay muchas cosas naturales que pueden sustituir a las inyecciones de insulina: basta tomar una cucharadita de canela en polvo cada día para equilibrar el azúcar en sangre. La cúrcuma es una planta y especia sorprendente que tiene un efecto similar. El brócoli y otras verduras, así como los baños de sol regulares de cuerpo entero (produciendo vitamina D),[3] contribuyen más a regular el azúcar en sangre que las inyecciones de insulina, que son potencialmente peligrosas.

Abstenerse de alimentos proteínicos, limpiar el hígado de piedras (los cálculos biliares son una de las causas principales de la diabetes, *véanse* más detalles en el libro *Limpieza hepática y de la vesícula*), llevar

---

3. Diversos investigadores de la Facultad de Medicina de la Universidad de California en Los Ángeles (UCLA) descubrieron que en comparación con los sujetos con niveles de vitamina D más altos, los que tenían los niveles más bajos presentaban asimismo síntomas de diabetes de tipo 2, con las funciones pancreáticas debilitadas y una resistencia mayor a la insulina. Cuando la piel se expone a la luz ultravioleta, el cuerpo responde produciendo vitamina D.

una dieta y un estilo de vida equilibrados, tal como se aconseja en este libro, son medidas mucho más efectivas para restablecer las funciones orgánicas que el mero hecho de intentar subsanar un síntoma patológico. Si una persona diabética se responsabiliza de su salud, y por tanto de su vida, tendrá la oportunidad de volver a transmitir «dulzura» a sus células y, por tanto, a su vida.

4

El riesgo del sobrepeso

Según las estadísticas nacionales, unos 16 millones de estadounidenses sufren diabetes. Sin embargo, la cifra es en realidad mucho más alta: se calcula que otros 5,4 millones de personas también tienen esta dolencia, si bien lo ignoran. Y esta situación puede ampliarse a otros países. La diabetes de tipo 2, también llamada *diabetes adulta,* aparece actualmente con regularidad en niños de tan sólo seis años de edad. Las minorías étnicas están expuestas a un riesgo especial, pues su dieta consiste principalmente en comida rápida de mala calidad, como hamburguesas, pollo frito, pasta, patatas, dulces refinados y otros alimentos y bebidas muy procesados.[4] Ese tipo

---

4. Investigadores de la Facultad de Salud Pública de la Universidad de Harvard examinaron las dietas y datos médicos de nueve años de 51.000 mujeres que participaban en el Estudio de Salud de las Enfermeras II. De este grupo, más de 700 casos de diabetes

de alimentos comportan un rápido aumento del azúcar en sangre, lo cual estimula la producción de grandes cantidades de insulina. Si hay demasiada insulina en la sangre, el cuerpo reacciona produciendo una sustancia química llamada *somatostatina,* que suprime la liberación de insulina. Con el tiempo, esa respuesta natural se traduce en diabetes. En comparación con los blancos caucasianos, los afroamericanos tienen un 60 % más de riesgo de sufrir diabetes, y los hispanos, un 90 %. Teniendo en cuenta el gran número de diabéticos no diagnosticados, los médicos están hoy día perdiendo más pacientes con diabetes que los que diagnostican. Cada vez más hay un mayor número de personas adultas diagnosticadas de diabetes que sufren obesidad, según declararon fuentes oficiales norteamericanas en noviembre de 2004. Un estudio realizado en este país por los CDC (Centros de Control de Enfermedades) reveló que entre 1999 y 2002, un 54,8 % de los diabéticos mayores de 19 años eran obesos, mientras que entre 1988 y 1994 el porcentaje era del 45,7 % en esa misma

---

de tipo 2 fueron diagnosticados durante el periodo de estudio. El equipo de Harvard determinó que el exceso de calorías y los altos niveles de azúcar de absorción rápida encontrados en los refrescos no dietéticos contribuían al aumento de peso y a un mayor riesgo de desarrollar una diabetes de tipo 2. De hecho, las mujeres que beben uno o más refrescos al día pueden ver incrementado el riesgo de sufrir diabetes de tipo 2 en un 80 %, en comparación con las mujeres que no toman ese tipo de bebidas. Una bebida energética al día puede suponer ganar unos seis kilos de peso al año, según un estudio realizado por la Universidad de California en Berkeley.

edad. Cuando esa categoría se amplió para incluir a los diabéticos que eran obesos o tenían sobrepeso, el porcentaje fue del 85,2 % entre 1999 y 2002, frente a un 78,5 % en el periodo anterior. Según la Asociación Norteamericana de Obesidad, alrededor de 69 millones de personas están obesas o gravemente obesas.

Según el citado estudio, una persona tiene sobrepeso cuando su índice de masa corporal –el método más común para calcular si una persona pesa demasiado–, se sitúa entre 25 y 29. Cualquier individuo con un índice de 30 o superior a 30 se considera obeso. Utilizar el índice de masa corporal para determinar el riesgo de sufrir diabetes no es del todo fiable y puede que rebaje esas cifras en comparación con la realidad. En los análisis estadísticos realizados con seres humanos, el uso de valores medios siempre acaba tergiversando las cifras reales. Un tipo corporal Vata equilibrado, por ejemplo, tiene por naturaleza un peso inferior al promedio. Según el índice de masa corporal, los Vata pesan menos de lo debido. Estos individuos tienen huesos más ligeros y muy poca grasa en el cuerpo. Si una persona del tipo Vata añadiera seis kilos a su peso habitual, tendría serios problemas de salud, pero según el índice de masa corporal estaría en el nivel normal. Por otro lado, los individuos de tipo Kapha tienen una estructura corporal ya de por sí pesada; no pueden permitirse añadir esos seis kilos a su peso sin correr el riesgo de sufrir un trastorno

Kapha típico, como la diabetes, la cardiopatía o el cáncer.

Dejando a un lado las discrepancias que existen en torno al cálculo de la masa corporal, es muy probable que prácticamente todos los diabéticos sean obesos o tengan sobrepeso. Por tanto, puede considerarse que una persona obesa o con sobrepeso es ciertamente diabética, o al menos, en cierta medida, insulinorresistente. Debido a la acumulación de cantidades anómalas de nuevas células en una persona con sobrepeso, se trata sencillamente de que no dispone de suficiente insulina para atender a la demanda de nutrientes de todas esas células suplementarias. Y por mucho que el páncreas puede producir aún una cantidad normal o un poquito mayor de insulina, el peso adicional conlleva cierta escasez de ésta. Finalmente, el páncreas sufre al estar continuamente sobrecargado y estresado. Los efectos secundarios de una relativa escasez insulínica pueden ser los mismos que los de una deficiencia absoluta de la misma, en el caso en que las células pancreáticas dejaran por completo de producir insulina.

En Estados Unidos, por ejemplo, según la Asociación de Lucha contra la Diabetes, anualmente se producen 178.000 muertes (cifra tal vez imprecisa),[5]

---

5. Los datos preliminares del National Center for Health Statistics sobre defunciones/mortalidad de 2001 indican que ese año, el más reciente del que existen datos registrados en Estados Unidos, 934.550 estadounidenses murieron con síntomas no controlados de esta enfermedad.

54.000 amputaciones y de 12.000 a 24.000 casos de ceguera. La ceguera es 25 veces más común entre los pacientes diabéticos que entre los no diabéticos. La retinopatía diabética, afección que puede acabar en ceguera, afecta a más de 4,1 millones de norteamericanos de más de 40 años. Se trata del trastorno ocular más común de la diabetes. Un informe realizado en la Universidad Johns Hopkins (19 de octubre de 2007) afirmaba que casi todas las personas con diabetes de tipo 1 y más del 70 % de las de tipo 2 acaban desarrollando una retinopatía diabética, dolencia caracterizada por la lesión de la retina. Entre otras complicaciones de la diabetes destacan a largo plazo ciertas anomalías de los vasos sanguíneos menores y mayores, neuropatías (daños neuronales) y problemas en la piel, encías y dientes.

Se estima que hacia el año 2010 la diabetes superará a las enfermedades coronarias y al cáncer como causa principal de mortandad debido a sus numerosas complicaciones. Tengo la esperanza de que cada vez más y más científicos y médicos empiecen a ver el fuerte vínculo que existe entre todas esas «enfermedades». Existen trastornos metabólicos que comparten una causa común, si bien se manifiestan con una sintomatología diferente.

5

La diabetes autoinmune
(tipo 1)

En Estados Unidos, por ejemplo, la diabetes de tipo 1 afecta a cerca de 700.000 personas, aunque estos datos pueden extrapolarse al mundo desarrollado. Se trata del trastorno metabólico más común en la infancia. La población blanca caucasiana, especialmente la escandinava, es la que tiene un mayor riesgo de desarrollar este tipo de diabetes, mientras que la población asiática y la africana tiene el riesgo más bajo. La diabetes de tipo 1 se diagnostica generalmente a niños o adultos menores de 30 años. Como explicaré más adelante, el riesgo de la diabetes está más relacionado con la dieta que con factores hereditarios; se trata de un trastorno que puede desarrollarse durante años sin que uno se perciba de ello; pero, después, los síntomas –causados por un aumento del nivel de azúcar en sangre por encima de lo normal (hiperglucemia)– surgen rápidamente, en unos días o semanas. Entre los primeros síntomas se encuentra la micción frecuente, especialmente durante la noche; la posible incontinencia urinaria en los niños pequeños; sed extrema y sequedad de boca; pérdida de peso y en ocasiones hambre excesiva. La diabetes de tipo 1 se define por la ausencia de insulina debida a la destrucción de las células productoras de insulina en el páncreas, llamadas células beta. Los diabéticos de tipo 1 dependen de las inyecciones de insulina para poder controlar el nivel de azúcar en sangre. El periodo de tiempo en el que se suele desarrollar esta enfermedad es durante la pubertad, si bien puede sobrevenir a cualquier otra edad.

Debido a la resistencia a la insulina, en la diabetes de tipo 2, las células corporales no pueden obtener la glucosa necesaria para tener energía. En la diabetes de tipo 1, las células también se ven privadas de glucosa, pero en este caso es debido a que la insulina no está disponible. El organismo, cuando a las células les falta glucosa, descompone grasa para obtener energía. A raíz de ello, en el flujo sanguíneo entran *cetonas* o ácidos grasos que provocan un desequilibrio químico (acidosis metabólica) llamado *cetoacidosis diabética.* De no tratarse dicha alteración, el altísimo nivel de azúcar en sangre puede ocasionar rubor, calor y sequedad cutánea, dificultad respiratoria, inquietud, confusión, dificultad para despertar, coma e incluso la muerte.

Existen cada vez más pruebas científicas que indican que la ingesta de leche de vaca durante la infancia aumenta el riesgo de sufrir diabetes de tipo 1. En un estudio publicado en Estados Unidos en *Diabetes* (2000), revista de la Asociación de Lucha contra la Diabetes de Estados Unidos, los investigadores afirmaban que los niños con un hermano diabético eran cinco veces más proclives a desarrollar el trastorno si bebían más de medio litro de leche de vaca al día que los niños que bebían menos.

Si bien no está claro qué sustancia de la leche puede incrementar el riesgo de sufrir diabetes, los investigadores suponen que pueden ser una o varias proteínas las culpables de que el sistema inmune ataque a las células pancreáticas que producen insulina. Las hormonas contenidas en los productos lácteos se parecen tanto a las hormonas humanas que muchas veces desencadenan una respuesta autoinmune. Ello puede ocasionar artritris, colon irritable, enfermedad de Crohn, edemas y congestión linfática, flemas en la garganta, cáncer y muchas otras dolencias.

Si bien se sabe que muchos diabéticos de tipo 1 son genéticamente susceptibles de contraer esta dolencia (variación genética), también es cierto que otros con la misma variación genética nunca la llegarán a desarrollar. Ello indica que la dieta será un factor decisivo a la hora de determinar quién se verá afectado por la dolencia real. De hecho, los científicos demostraron que los niños alimentados al menos durante tres meses con leche materna tenían una incidencia menor de diabetes tipo 1 y probablemente también menos probabilidades de ser obesos en la edad adulta. Ello confirma y revalida otras investigaciones que vinculaban la temprana ingesta de leche de vaca o de leches maternizadas con el desarrollo de la diabetes de tipo 1. Los estudios clínicos también han demostrado que las mujeres que amamantan a sus hijos reducen el riesgo de éstos a desarrollar la diabetes de tipo 2.

6

Los tratamientos médicos peligrosos

Una vez diagnosticada una diabetes, los médicos suelen recetar de modo rutinario insulina o sustancias hipoglucémicas por vía oral. Entre estas últimas se encuentran la *biguanidas,* inhibidores de *glucosidasa, meglitinidas, sulfonilureas y tiazolidinedionas.*

Las biguanidas reducen el azúcar en sangre inhibiendo la liberación normal, por el hígado, de sus depósitos de glucosa, interfiriendo así en la absorción intestinal de glucosa a partir de los hidratos de carbono ingeridos e incrementando la absorción periférica de la glucosa. Todo ello puede alterar gravemente las funciones de todos los órganos y sistemas corporales.

Los inhibidores de glucosidasa están concebidos para impedir la producción de la enzima amilasa que suele generar el páncreas para digerir los hidratos de carbono. La teoría que refrenda esta opción es que si no se digieren los hidratos de carbono, no puede subir el azúcar en sangre, pero que este método puede ocasionar la inanición de las células de todo el cuerpo, es algo muy evidente.

Las meglitinidas y las sulfonilureas están ideadas para estimular al páncreas a producir insulina suplementaria en un paciente cuya insulina en sangre ya es elevada. Dado que muchos médicos no miden el nivel de insulina, este fármaco de uso frecuente está causando muchos efectos secundarios dañinos, entre ellos la hipoglucemia. Un suplemento de insulina en sangre puede dañar gravemente los vasos sanguíneos y causar lesiones similares a las derivadas de un alto nivel de azúcar en sangre.

Es bien sabido que las tiazolidinedionas provocan cáncer de hígado. Una de ellas, el Rezulin, estaba diseñada para estimular la absorción por las células periféricas de glucosa del flujo sanguíneo y la inhibición de la secreción normal de glucosa por el hígado. Después de que este fármaco matara a más de cien pacientes diabéticos y dejara lisiados a muchos más, fue retirado del mercado. Ni los agentes orales hipoglucémicos ni las inyecciones de insulina tienen efecto alguno a la hora de incrementar la absorción de glucosa por medio de las células corporales. Esto ante todo significa que un paciente diabético no puede esperar que ninguno de estos tratamientos mejore su estado o le cure. Más bien al contrario, el pronóstico con este tratamiento convencional es de una mayor incapacidad y una muerte temprana a causa de un fallo cardiaco, renal o de cualquier otro órgano vital. Los científicos han demostrado que los fármacos contra la diabetes incrementan realmente el riesgo de infarto de miocardio en nada menos que un 250 %. ¿No es sorprendente que el 80 % de los diabéticos mueran de una enfermedad coronaria?

Los médicos no tratan a los pacientes para curarles de sus enfermedades. «Curar» no es ni siquiera una palabra que se permita usar. La mayoría de los médicos y de los pacientes desean una solución rápida, y en el caso de la diabetes de tipo 2, ésta pasa por la administración de fármacos que reducen el índice de glucosa. Si bien estos medicamentes pueden controlar temporalmente los síntomas y rebajar el nivel de azúcar en sangre, no hacen nada para abordar la *causa* del trastorno. Uno de los problemas de estos medicamentos es que llegan a perder su efectividad con el tiempo, lo cual incrementa de modo alarmante la posibilidad de morir de un infarto. Y si no bastara con ello, estos fármacos también pueden deteriorar la vida del paciente. Los efectos secundarios son: aumento de peso, aumento del nivel de colesterol y de triglicéridos, náuseas, diarrea, estreñimiento, dolores estomacales, aturdimiento y dolores de cabeza.

7

Curar las causas

Para ayudar al cuerpo a curarse por sí mismo y eliminar las causas que provocan la sintomatología de la diabetes (especialmente la de tipo 2 y quizá la de tipo 1), hay que evitar tomar proteínas animales, como carne, pescado, huevos, queso y leche de vaca. Durante la fase de recuperación hay que abstenerse totalmente de consumir aceites o grasas refinadas y baratas como las que utilizan muchos restaurantes y se encuentran también en todos los alimentos procesados. Es preciso usar grasas y aceites saludables, como los aceites prensados en frío de coco, oliva, sésamo y mantequilla *ghee* (*véase* la lista de alimentos según el tipo corporal de cada individuo). No hay que tomar alimentos cocinados en un horno microondas. Deben evitarse los alimentos congelados, los enlatados y las sobras de las comidas. Para sanar las células pancreáticas dañadas es bueno tomar *Gymnema silvestre* y aceite de prímula para mejorar la función nerviosa.

Hay que leer las etiquetas. Si un alimento procesado contiene más de 2 o 3 componentes distintos, lo más probable es que no tenga ninguna utilidad para el cuerpo. Lo ideal es comer únicamente alimentos naturales, como frutas, ensaladas, verduras cocinadas, cereales, legumbres, frutos secos, semillas, etc. A excepción de la estevia, el xilitol y la D-manosa, un poco de miel, etc., conviene evitar estrictamente el azúcar y los alimentos ricos en fécula, como la pasta y las patatas. Mucho peor que el azúcar son los edulcorantes artificiales y los productos que los contienen, los cuales hay que evitar a toda costa. Los edulcorantes artificiales revertirán la recuperación aunque se sigan todas las demás indicaciones (*véase* el capítulo *Aspartamo y otros medicamentos dulces que matan* en la obra de este mismo autor, *Los secretos eternos de la salud y el rejuvenecimiento*). La mayoría de los complementos vitamínicos no funcionan en los diabéticos y seguramente acabarán en el inodoro, aunque previamente habrán dañado los riñones. Por otro lado, debe evitarse todo tipo de bebidas y zumos de fruta industriales. Las frutas hay que tomarlas con piel y fuera de las comidas.

Durante la recuperación, hay que intentar controlar manualmente el nivel de azúcar en sangre. Durante un tiempo, se pueden utilizar las tablas de glucemia para ese fin. Hay que tratar de trabajar con un médico que esté al tanto de ello y apoye el tratamiento curativo que uno está siguiendo por su cuenta. Asimismo, debe evitarse el alcohol hasta que el azúcar en sangre se estabilice en un nivel normal. Lo mismo se aplica a la cafeína y otros estimulantes, pues ésta y la nicotina hacen que el hígado libere azúcar en el flujo sanguíneo.

Quienes están a punto de desarrollar una insulinorresistencia o son considerados prediabéticos deben seguir las mismas directrices. Si no se quiere correr el riesgo de contraer una diabetes, conviene hacer exactamente lo mismo. Es bien sabido, por ejemplo, que los refrescos causan diabetes. Científicos de la Facultad de Salud Pública de la Universidad de Harvard examinaron durante un periodo de nueve años los datos médicos y alimentarios de 51.000 mujeres, participantes del II Estudio de Salud de las Enfermeras. En este grupo se diagnosticaron durante el periodo de estudio bastante más de 700 casos de diabetes de tipo 2. El estudio reveló que las mujeres que beben uno o más refrescos al día corren un 80 % más de riesgo de contraer una diabetes de tipo 2 que aquellas que se abstienen de tomar ese tipo de bebidas.

En un trabajo dirigido por el Dr. Neal Barnard se hizo un estudio comparativo, durante 22 días, entre un grupo de personas que seguía una dieta vegana (sin carne, pescado, huevos ni lácteos) y otro grupo de la Asociación Americana de la Diabetes (ADA, según sus siglas en inglés). Los resultados del estudio hablan por sí solos.

El grupo de la dieta exenta de carne y de lácteos:

- Redujo a la mitad la medicación en comparación con el otro grupo (un 43 % frente a un 26 %)
- Perdió el doble de peso (6,5 kg frente a 3,5 kg)
- Su colesterol «malo» –LDL– se redujo a la mitad (21,2 % frente al 10,7 %)
- Mejoró tres veces los niveles de hemoglobina glicosilada (Hgb Alc)
- Redujo las pérdidas de proteínas por la orina

Es posible que no sea igual de fácil para todo el mundo cambiar factores esenciales del estilo de vida, como la dieta y la actividad física. Sin embargo, en el caso del control del azúcar en sangre, normalmente existe una alternativa. Según el mencionado estudio, tomar agua en vez de refrescos puede marcar la diferencia entre la vida y la muerte. A la hora de optar por esa alternativa, si uno no se ve capaz de seguirla, debe tener en cuenta que de contraer diabetes, su estilo de vida se vería mucho más limitado y complicado que si siguiera las sencillas sugerencias que se formulan en este capítulo.

La diabetes no es una enfermedad; es un complejo mecanismo de protección o supervivencia al que el cuerpo recurre para evitar las consecuencias de una dieta y un estilo de vida nada saludables. Millones de personas sufren o mueren innecesariamente a causa de esta «no enfermedad». La epidemia de la diabetes está causada por el ser humano o, desde mi punto de vista, por la industria. Este trastorno de la salud podría detenerse si cada vez más personas se negaran a tomar alimentos no aptos ni seguros para el consumo humano.

Anexo

Pasos sencillos para conseguir una salud completa

Por naturaleza, nuestro cuerpo está pensado para estar sano y vigoroso. Sin embargo, los hábitos alimentarios y los diferentes estilos de vida nos conducen a numerosos trastornos de la salud que impiden que disfrutemos al máximo de la vida. Moritz nos muestra la causa más común de la enfermedad, la acumulación de toxinas y residuos tóxicos resultantes de alimentos mal digeridos que impiden a los diferentes órganos y sistemas orgánicos llevar a cabo sus funciones. Además, proporciona unos tratamientos sencillos, pero sumamente efectivo, para conseguir la limpieza interna, la hidratación y nutrición del organismo y unos buenos hábitos.

¡No más enfermedades del corazón!

Hacer las paces con el corazón y sanarse uno mismo

Hace menos de un siglo, las dolencias del corazón eran enfermedades extremadamente raras; hoy día, en los países desarrollados acaban con más personas que todas las otras causas de muerte juntas. A pesar de los grandes recursos económicos empleados en encontrar una solución para las cardiopatías, los tratamientos médicos siguen estando orientados principalmente a resolver los síntomas y no las causas subyacentes de estas dolencias. Y lo que es aún peor: existen pruebas abrumadoras de que el tratamiento de las cardiopatías o de sus supuestas causas, como la presión arterial alta, el endurecimiento de las arterias o el nivel alto de colesterol, no sólo evitan una curación real sino que pueden llevar a una dolencia cardiaca crónica. Puede que el corazón del paciente siga latiendo todavía, pero no con la fuerza suficiente para sentirse vigoroso y saludable.

Si no se eliminan las causas subyacentes de las cardiopatías, hay poca, si es que hay alguna, protección contra ellas. Los ataques de corazón pueden sobrevenir a pesar de que al paciente se le haya sometido a un bypass coronario o se le hayan colocado unos *stents* en las arterias. Según las investigaciones, estos tratamientos no evitan los infartos de miocardio ni reducen la tasa de mortalidad.

¡No más enfermedades del corazón!

Moritz sitúa la responsabilidad de la salud en el lugar que le corresponde, es decir, en el corazón, la mente y el cuerpo de cada individuo. Señala de manera práctica cómo se desarrolla una cardiopatía, qué la causa y qué puede hacerse para evitarla y eliminarla para siempre, a pesar de una posible predisposición genética.

Sagrada Santimonia: cantos espirituales para cada ocasión

La Sagrada Santimonia es un sistema de curación único que utiliza sonidos de palabras concretas para reparar los profundos desequilibrios emocionales y espirituales. Las poderosas palabras que se pronuncian en la Sagrada Santimonia surgen a partir del uso integral y cerebral de las letras de la *lengua antigua*, una lengua compuesta por los sonidos básicos que subyacen en toda manifestación física y la suscitan. Las letras de la lengua antigua vibran en un nivel mucho más alto que nuestras lenguas modernas, y cuando se combinan para formar palabras completas, generan sentimientos de paz y armonía (Santimonia) para calmar las tormentas de malestar, violencia y confusión, tanto internas como externas.

En abril de 2002 empecé de forma espontánea a cantar los sonidos que supuestamente mejoran ciertos estados patológicos. Estos sonidos se parecían a los cantos de los indios nativos de Norteamérica, de los monjes tibetanos, de los pundits védicos (sánscrito) y de lenguas de otras galaxias (desconocidas en el planeta Tierra). En dos semanas logré pronunciar sonidos que instantáneamente eliminaban bloqueos emocionales y la resistencia o la aversión a ciertas situaciones y personas, alimentos, productos químicos, formas de pensar, creencias, etc. He aquí unos pocos ejemplos de la ayuda que puede prestar la Sagrada Santimonia:

- Reducir o superar temores relacionados con la muerte, la enfermedad, el cuerpo, los alimentos, los productos químicos nocivos, los progenitores y otras personas, la escasez, la pobreza, las fobias, los peligros ambientales, el futuro y el pasado, la coyuntura económica inestable, la inestabilidad política, etc.

- Curar o mitigar una herida reciente o actual, la sensación de decepción o de furia a causa de traumas emocionales del pasado o de experiencias negativas de la vida.

- Limpiar los *registros akáshicos* (registro en la conciencia de todas las experiencias que el alma ha recopilado en todas las corrientes de la vida) de elementos temibles persistentes, incluidas la idea y la noción de que estamos separados y no formamos un todo con el Espíritu, Dios o nuestro Yo Supremo.

- Sentar las bases para poder resolver los asuntos kármicos, no a través del dolor y el sufrimiento, sino de la creatividad y el gozo.
- Mitigar o eliminar alergias e intolerancias a alimentos, sustancias químicas, pesticidas, herbicidas, contaminantes atmosféricos, radiaciones, medicamentos, subproductos farmacéuticos, etc.
- Equilibrar las causas psicoemocionales profundas de toda enfermedad crónica, incluido el cáncer, las cardiopatías, la esclerosis múltiple, diabetes, artritis, trastornos cerebrales, depresión, etc.
- Resolver otras dificultades o impedimentos en la vida y ayudar a «convertirlos» en las útiles bendiciones que son realmente.

Para más detalles y para reservar una sesión personal con Andreas Moritz, consulta las direcciones que se dan para las consultas telefónicas, o bien su página web.

(*Véase* tarifas en «Consultas telefónicas»)

Ener-Chi Art

Junto a la Dra. Lillian Maresch, Andreas Moritz ha desarrollado un nuevo sistema de curación y rejuvenecimiento pensado para restablecer la energía vital básica (Chi) de un órgano o un sistema corporal en cuestión de segundos. Simultáneamente ayuda a equilibrar las causas emocionales de la enfermedad. Los tratamientos de salud orientales, como la acupuntura y el shiatsu, están pensados para mejorar el bienestar corporal mediante la estimulación y el equilibrio del fluido del Chi a los diferentes órganos y sistemas corporales. De manera similar, la energía del Ener-Chi Art está pensada para restablecer el fluido equilibrado del Chi en todo el cuerpo.

Según los tratamientos de salud y de curación más antiguos, el fluir equilibrado del Chi es la clave determinante para tener un cuerpo y una mente sanos. Cuando el Chi fluye sin trabas por todo el cuerpo, la salud y la vitalidad se mantienen. Por el contrario, si el flujo del Chi se interrumpe o se reduce, la salud y la vitalidad suelen declinar.

Una persona puede determinar el grado de equilibrio del Chi en sus órganos y sistemas corporales utilizando una sencilla prueba muscular. A fin de determinar la efectividad del Ener-Chi Art, es importante aplicar esa prueba antes y después de contemplar cada pintura de Ener-Chi Art.

Para una sencilla aplicación de este sistema, Andreas Moritz ha creado un determinado número de pinturas curativas que han sido previamente «activadas» a través de un único proceso que imbuye cada obra de arte con rayos de color específicos (derivados de las dimensiones superiorres). Para recibir todo el beneficio de una pintura de Ener-Chi Art, lo único necesario es observarla durante menos de un minuto. En ese tiempo, el flujo del Chi en el interior del órgano o del sistema afectado se restablece por completo. Aplicado a todos los órganos y sistemas corporales, Ener-Chi Art establece las condiciones previas para que el cuerpo sane y rejuvenezca por sí mismo.

Piedras ionizadas Ener-Chi

Las piedras ionizadas Ener-Chi son piedras y cristales energizados, activados e imbuidos de fuerza vital a través de un proceso especial que tuve la fortuna de poder presentar en el marco del sistema curativo de Ener-Chi Art.

La activación de las piedras no se había intentado nunca antes, pues pocas veces se han considerado útiles en el ámbito de la curación. Sin embargo, las piedras tienen el poder inherente de guardar y liberar grandes cantidades de información y energía. Una vez ionizadas, energizadas o activadas ayudan a establecer el equilibrio en casi todo lo que tocan. La activación de las piedras puede ser una clave importante para sobrevivir en un mundo que está sufriendo una contaminación muy elevada y la destrucción de su equilibrio ecológico.

En las primeras etapas evolutivas de la Tierra, cada partícula de materia del manto planetario contenía el proyecto de todo el globo, del mismo modo que cada célula de nuestro cuerpo contiene, en la estructura del ADN, el proyecto de todo nuestro cuerpo. La información sobre el proyecto sigue encerrada en cada partícula de materia, sólo que se halla en estado de letargo. El proceso de ionización «revive» esta información original y permite liberar las energías asociadas. En este sentido, las piedras ionizadas Ener-Chi están vivas y conscientes y pueden llenar de energía y equilibrar cualquier sustancia natural con la que entren en contacto.

Al colocar una piedra ionizada junto a un vaso de agua o un alimento, el agua o el alimento se energizan. Las piedras ionizadas pueden utilizarse de modo efectivo junto al Ener-Chi Art, colocando simplemente una piedra ionizada en la zona correspondiente del cuerpo mientras se contempla una imagen de Ener-Chi Art.

Posibles usos de las piedras ionizadas

Beber agua ionizada. Al colocar una piedra ionizada junto a un vaso de agua durante medio minuto se ioniza el agua. El agua ionizada es un potente agente depurador que facilita la digestión y el metabolismo y energiza todo el cuerpo.

Alimentos ionizados. Si se coloca una piedra ionizada junto al alimento que se va a tomar durante medio minuto más o menos, éste se ioniza y equilibra. Debido a la presencia de partículas de contaminación en la atmósfera y el suelo, incluso los alimentos naturales de cultivo biológico están un poco contaminados. También la reducción de la capa de ozono y la exposición a la radiación electromagnética de nuestro entorno planetario afecta a esos alimentos. Estos efectos negativos suelen neutralizarse mediante el uso específico de las piedras ionizadas.

Baño de pies ionizado. Al colocar piedras ionizadas (preferentemente cantos rodados con la superficie redondeada) bajo las plantas de los pies mientras éstos se sumergen en agua, el cuerpo empieza a descomponer toxinas y materias residuales en sustancias orgánicas inofensivas.

Mejorar las terapias curativas

Las piedras ionizadas son ideales para mejorar los efectos de una terapia curativa. Por ejemplo, «LaStone Therapy» es una nueva terapia popular que se ofrece en algunos balnearios innovadores. Consiste en colocar piedras calientes en los puntos energéticos clave del cuerpo. Si se ionizan estas piedras antes de colocarlas sobre el cuerpo, los efectos curativos serán todavía más notables. De hecho, la aplicación de piedras ionizadas en un punto débil o doloroso del cuerpo, incluido el chakra correspondiente, tiene efectos saludables. Si se utilizan cristales en la terapia, al ionizarlos previamente se incrementan notablemente sus efectos positivos.

El equilibrio del aura y de los chakras

Si se coloca una piedra o un cristal ionizados a media altura sobre la columna vertebral durante medio
minuto, se equilibran todos los chakras o centros
energéticos, que suelen mantenerse en este estado durante varias semanas o incluso meses. Dado
que los desequilibrios energéticos en los chakras y
el campo áurico son una de las principales causas
de los problemas de salud, restablecer el equilibrio
es una forma muy efectiva de mejorar la salud y el
bienestar.

Agua del grifo ionizada

Si se fija una piedra ionizada sobre la cañería de
agua corriente, el agua del grifo se ioniza y de este
modo será más fácil de absorber y contendrá más
energía.

La caja de fusibles eléctricos de la casa

Si se coloca una piedra ionizada más grande den-
tro de la caja de fusibles, o encima o debajo, se anu-
larán los efectos perjudiciales de la radiación electromagnética. Esto se puede comprobar mediante
la prueba muscular (tal y como se muestra en la
hoja de instrucciones de Ener-Chi Art) frente a un

televisor o un ordenador, ya sea antes o después de colocar la piedra en la caja de fusibles. Si en la casa no hay una caja de fusibles accesible, se puede colocar una piedra junto al cable de alimentación de los electrodomésticos o cerca de sus bases de enchufe.

Piedras ionizadas en combinación con Ener-Chi Art

Las piedras ionizadas pueden utilizarse para mejorar los efectos de las imágenes de Ener-Chi Art. Basta colocar una piedra ionizada sobre la zona correspondiente del cuerpo mientras se contempla una imagen de Ener-Chi Art. Si, por ejemplo, se está contemplando un cuadro de Ener-Chi Art asociado al corazón, se puede mantener una piedra ionizada sobre la zona del corazón. La naturaleza de las energías implicadas en los cuadros y en las piedras es similar. Por tanto, si las piedras se utilizan en combinación con las imágenes, se crea una resonancia que aumenta mucho el efecto global.

Crear un entorno óptimo

Si se coloca durante medio minuto más o menos una piedra ionizada cerca de los diferentes objetos que nos rodean, podremos crear un entorno con más energía y más equilibrado. Las piedras ionizadas afectan a casi todos los materiales naturales, como suelos y muebles de madera o metálicos, paredes de piedra y chimeneas de ladrillo o de piedra. En el lugar de trabajo, especialmente cerca de los ordenadores, es buena idea colocar una o más piedras ionizadas en lugares estratégicos. Lo mismo cabe decir del dormitorio, donde se pueden colocar piedras debajo de la cama o bajo la almohada.

Mejorar el crecimiento de las plantas

Si se colocan piedras ionizadas junto a un tiesto o un florero, su salud y belleza aumentan, pues las piedras ionizan el agua que reciben las plantas, independientemente de que sean de interior o de exterior. Lo mismo sucede con las plantas de consumo y los huertos ecológicos.

Crear más piedras ionizadas

Uno mismo puede preparar tantas piedras ionizadas como quiera simplemente manteniendo durante 40 o 50 segundos la «piedra base» pegada a otra piedra o cristal. Las piedras nuevas tendrán los mismos efectos que la piedra base.

¡Es hora de vivir!

Empezar hoy mismo a utilizar los asombrosos poderes curativos de nuestro cuerpo, mente y espíritu

El ser humano tiene la necesidad interior de contar en la vida con una sabiduría espiritual y ayuda para desarrollar un nuevo sentido de la realidad basado en el amor, el poder y la compasión. Moritz describe en detalle nuestra relación con la naturaleza y plantea cómo podemos aprovechar su inmenso poder en nuestro beneficio y de la humanidad. Además, cuestiona algunas de nuestras creencias más comunes y muestra una vía de escape a las limitaciones emocionales y físicas que nosotros mismos nos hemos creado.

¿Qué conforma nuestro destino? ¿Cómo utilizar el poder de la voluntad, los secretos de desafiar al proceso de envejecimiento, las dudas y las causas del fracaso? ¿Cómo abrir el corazón, la riqueza material y espiritual? La fatiga, las principales causas del estrés, los métodos de transformación emocional, las técnicas fundamentales de sanación ¿Cómo incrementar la salud de los cinco sentidos, el desarrollo de la sabiduría espiritual, las causas de los cambios actuales de nuestro planeta, la entrada en el nuevo mundo, las doce pasarelas de la tierra al cielo?

Consultas telefónicas

Si se desea realizar una consulta telefónica personal, o una sesión de Sagrada Santimonia con Andreas Moritz, basta enviar un e-mail con el nombre, dirección, número de teléfono, fotografía digital (si se tiene) y cualquier otra información que se considere importante a:

E-mail: andmor@ener-chi.com

Teléfono: 1 (864) 895-6285 (EE.UU.)

La consulta telefónica tendrá la duración que se desee, teniendo en cuenta que una consulta completa y exhaustiva dura dos o más horas. Las consultas de menos duración son más adecuadas para todas aquellas cuestiones que se deseen abordar respecto a determinado tema de salud, o a varios de ellos. Una sesión de Sagrada Santimonia tiene generalmente una duración de media hora.

Para obtener información acerca del autor, se puede consultar la página web:

http://www.ener-chi.com

Otras obras del autor

Limpieza hepática y de la vesícula
Una poderosa herramienta para optimizar su salud y bienestar

En esta obra, Andreas Moritz trata la causa más común, aunque menos reconocida, de cualquier enfermedad: los cálculos biliares que congestionan el hígado. Muchísimas personas sufren, cada año, cólicos hepáticos. En muchos casos, el tratamiento que reciben consiste en extirparles la vesícula, lo que supone un gran coste al año. Pero ese tratamiento meramente sintomático no elimina la causa de la enfermedad y, en muchos casos, simplemente allana el camino para problemas aún más graves. La mayoría de los adultos que viven en el mundo industrializado, y especialmente aquellos que sufren alguna enfermedad crónica, como cardiopatías, artritis, esclerosis múltiple, cáncer o diabetes, tienen cientos, e incluso miles de cálculos biliares (principalmente terrones de masa biliar endurecida) que les obstruyen los conductos biliares.

Este libro contiene una lúcida explicación de la causa de que existan cálculos en el hígado y en la vesícula y de por qué esas piedras pueden ser las responsables de la mayoría de las enfermedades que más nos afectan en el mundo actual. Esta obra muestra al lector los conocimientos precisos para reconocer las piedras e instrucciones sencillas para expulsarlas cómodamente en casa, sin dolor alguno; asimismo, se comenta cómo evitar la formación de nuevos cálculos.

El extraordinario éxito internacional de *Limpieza hepática y de la vesícula* es testimonio de la eficacia de la limpieza en sí, que ha llevado a miles de personas a conseguir mejorar extraordinariamente su salud y su bienestar y a otorgarse el precioso don de contar con un hígado fuerte, limpio y revitalizado.

Los secretos eternos de la salud y el rejuvenecimiento
Medicina de vanguardia para el siglo XXI

Este libro responde algunas de las más urgentes preguntas de nuestra era:

¿De dónde surgen las enfermedades?

¿Quién se cura y quién no?

¿Estamos destinados a enfermar?

¿Cuáles son las principales causas de las enfermedades y cómo podemos eliminarlas?

Los secretos eternos de la salud y el rejuvenecimiento analiza las principales áreas de cuidados de la salud y revela que la mayoría de los tratamientos médicos, incluidos la cirugía, las transfusiones de sangre, los fármacos… pueden evitarse cuando ciertas funciones del cuerpo se restablecen a través de los métodos naturales expuestos en el libro. El lector también descubrirá los posibles riesgos de los diagnósticos y tratamientos médicos, y las razones por las cuales los suplementos dietéticos, las comidas «sanas», los productos light, los cereales integrales del desayuno, las comidas y programas dietéticos pueden haber contribuido a la actual crisis de la salud en lugar de ayudar a su solución.

Este libro incluye un completo programa de salud, que se basa primordialmente en el antiguo sistema médico del Ayurveda.

El cáncer no es una enfermedad: sino un mecanismo de supervivencia

Descubra qué función tiene el cáncer, cómo resolver aquello que lo ha causado y cómo llegar a sentirse más sano que nunca

En *El cáncer no es una enfermedad*, Andreas Moritz expone que el cáncer es el síntoma físico que nuestro cuerpo manifiesta en un último intento de luchar contra una congestión extrema de células y toxinas. El autor afirma que la eliminación de las causas subyacentes que fuerzan al cuerpo a producir células cancerosas es lo que establece los preliminares de una curación total en el plano corporal, mental y emocional.

Este libro anima al lector a enfrentarse a una concepción totalmente nueva del cáncer, ante la cual la que prevalece actualmente se queda anticuada. Generalmente, los tratamientos convencionales, en los cuales se eliminan, extraen o queman las células cancerosas, sólo ofrecen en la mayoría de los casos un índice de remisión de la enfermedad de un 70 %, y la mayoría de los supervivientes se «curan» durante unos cinco años o menos, como mucho.

El Dr. Hardin Jones, destacado oncólogo y catedrático de la Universidad de California, en Berkeley, afirmaba: «Los pacientes de cáncer están igual de bien o mejor cuando no reciben ningún tratamiento […]». Las cifras publicadas de los pacientes que sobreviven a un cáncer sin tratamiento alguno son las mismas o mejores que las de aquellos que lo siguen. Hay más personas que mueren a causa de los tratamientos contra el cáncer que personas que se salvan gracias a ellos.

El cáncer no es una enfermedad muestra por qué los tratamientos convencionales contra el cáncer son a menudo fatales, qué es lo que realmente genera el cáncer y cómo es posible acabar con los obstáculos que impiden que el cuerpo se cure por sí mismo. El cáncer no es un atentado contra la vida, al contrario, esta «terrible enfermedad» es el intento final y desesperado del cuerpo por salvarnos. A menos que cambiemos nuestra concepción de lo que es realmente el cáncer, éste seguirá amenazando la vida de prácticamente una de cada dos personas. Este libro constituye una esperanza para quienes desean convertir el victimismo en fuerza y dominio, y la enfermedad en salud.

Temas que se tratan en este libro:

- Razones por las que el cuerpo se ve obligado a desarrollar células cancerosas.
- Cómo identificar y eliminar las causas del cáncer.
- La mayoría de los cánceres desparecen por sí mismos, sin intervención médica.
- Por qué la radioterapia, la quimioterapia y la cirugía no curan nunca el cáncer.
- Por qué hay personas que sobreviven al cáncer a pesar de someterse a tratamientos extremadamente peligrosos.
- Los papeles que desempeñan en el origen del cáncer el miedo, la frustración, la baja autoestima y la rabia contenida.
- Cómo transformar las emociones autodestructivas en energías que aporten salud y también vitalidad.
- Lecciones de espiritualidad tras el cáncer.

Sobre el autor

Andreas Moritz es un médico intuitivo, especialista en medicina ayurvédica, iriodología, shiatsu y medicina vibracional, además de escritor y artista. Nacido en el sudeste de Alemania en 1954, Andreas tuvo que hacer frente a varias enfermedades graves desde temprana edad, lo que le impulsó a estudiar dietética, nutrición y diversos métodos de curación natural cuando todavía era un niño.

A la edad de 20 años, Andreas ya había concluido su formación en iriodología (ciencia del diagnóstico a través del iris) y dietética. En 1981 empezó a estudiar medicina ayurvédica en India y en 1991 completó su formación como médico ayurvédico en Nueva Zelanda. En lugar de darse por satisfecho con el mero tratamiento de los síntomas de las enfermedades, Andreas Moritz ha dedicado su vida entera a comprender y tratar las causas profundas de la enfermedad. Gracias a ese enfoque holístico, ha conseguido grandes éxitos en el tratamiento de enfermedades terminales ante las que habían fracasado los métodos tradicionales.

Desde 1988 practica la terapia japonesa del shiatsu, que le ha permitido comprender en profundidad el sistema energético de nuestro organismo. Además se ha dedicado durante ocho años a la investigación activa de la consciencia y de su importante papel en el terreno de la medicina mente-cuerpo.

Durante sus largos viajes por todo el mundo, el autor ha hablado con jefes de estado y políticos de muchos países de Europa, Asia y África y ha pronunciado numerosas conferencias sobre temas de salud, el binomio mente-cuerpo y la espiritualidad. En sus populares seminarios sobre la obra *Los secretos eternos de la salud y el rejuvenecimiento* ayuda a las personas a aprender a responsabilizarse de su salud y bienestar. Andreas organiza el foro libre «Ask Andreas Moritz» (pregunta a Andreas Moritz) en la popular página web Curezone.com (con más de cinco millones de lectores, y siguen aumentando). Si bien el autor últimamente ha dejado de escribir para el foro, éste contiene un extenso archivo con respuestas a cientos de preguntas de prácticamente todos los temas de salud.

Tras trasladarse a Estados Unidos en 1998, Moritz se ha dedicado a desarrollar un innovador sistema de curación –el llamado Ener-Chi-Art–, que apunta a las raíces más profundas de muchas de las enfermedades crónicas. Ener-Chi-Art consiste en una serie de pinturas al óleo codificadas con rayos de luz capaces de restaurar al instante el flujo de la energía vital (Chi) en todos los órganos y sistemas del cuerpo humano. Moritz es también fundador de *Sagrada Santimonia: cantos espirituales para cada ocasión,* un sistema de frecuencias sonoras especialmente generadas que pueden, en sólo unos instantes, transformar temores profundamente arraigados, alergias, traumas y bloqueos mentales y emocionales en oportunidades para el crecimiento y la inspiración.

Índice